ACADÉMIE

DES SCIENCES, LETTRES ET ARTS DE MARSEILLE

LE MÉDECIN HYGIÉNISTE

DISCOURS DE RÉCEPTION

PRONONCÉ EN SÉANCE PUBLIQUE LE 17 JUIN 1883

PAR LE Dr LOUIS RAMPAL

Professeur d'anatomie à l'École de plein exercice de Médecine et de Pharmacie vice-président du Conseil d'hygiène et de salubrité, membre de la Société de médecine.

RÉPONSE DE M. VERGER, PRÉSIDENT

MARSEILLE

TYP. ET LITH. BARLATIER-FEISSAT PÈRE ET FILS

RUE VENTURE, 19

1883

LE MÉDECIN HYGIÉNISTE

DISCOURS DE RÉCEPTION

PRONONCÉ EN SÉANCE PUBLIQUE LE 17 JUIN 1883

Messieurs,

Je ne puis me défendre, en venant prendre place au sein de votre Compagnie, de jeter un regard en arrière et d'embrasser, dans un rapide souvenir, les diverses étapes parcourues.

La pensée qui a dicté votre choix est, sans doute, un hommage rendu au travail; mais la flatteuse unanimité de vos suffrages témoigne une bienveillance qui m'a profondément touché.

Je voudrais, en vous remerciant, atteindre à la hauteur de votre sympathie. Aussi, je ne puis vous dire combien je regrette, à cette heure, de ne pas avoir les ressources d'imagination, la culture littéraire et le don de parole de mon honorable prédécesseur.

M. A. Clapier, à qui j'ai l'honneur de succéder dans vos rangs, ne résidant plus dans notre ville, cessait réglementairement de vous appartenir comme titulaire. C'est ainsi que sa succession a été ouverte à l'Académie.

Je n'ai pas, en ce moment, à apprécier l'avocat distingué qui, en première ligne, avait conquis une place honorable dans un barreau aussi important que celui de notre Tribunal ; à juger le publiciste auquel on doit des articles fort remarqués sur les questions commerciales : à discuter l'homme public qui, tour à tour conseiller municipal, conseiller général et député, a toujours apporté à la défense des intérêts confiés à ses soins un zèle ardent, servi et soutenu par une intelligence féconde.

Mais sa personne vous est restée chère, et je suis sûr, en rappelant son souvenir, dans les termes que vous venez d'entendre, de répondre à vos sentiments par l'expression de mes sentiments personnels.

Vous avez bien voulu me rattacher à vous par la classe des sciences. Vous marquez ainsi qu'à vos yeux toutes les sciences sont sœurs. Du reste, l'exercice de la médecine, pour être pratiqué avec fruit, doit s'appuyer, en dehors des connaissances spéciales à cet art, sur les notions empruntées à la physique, à la chimie, à l'histoire naturelle et aux mathématiques. J'ajoute que plus ces notions seront étendues et basées sur des principes solides, plus l'instruction du médecin sera complète et plus grands seront les succès qu'il obtiendra chaque jour. Il sera surtout mieux préparé à étendre l'heureuse influence de l'hygiène, sur laquelle je veux aujourd'hui appeler l'attention.

Dans la Société, ce que l'on connait le mieux du médecin, c'est le mandat qu'il accomplit au chevet des malades. Je respecte le juste prestige dont il est entouré ; pourtant, j'ai pensé qu'il valait mieux, dans cette séance, parler de la mission moins connue et plus difficile du médecin hygiéniste, qui touche à presque tous les problèmes de l'économie sociale.

L'étude de cet intéressant sujet ne comporte aucune description technique, aride ou trop réaliste : elle s'harmonie donc mieux avec les convenances de cette réunion.

Nous ne pouvons faire un pas, vous le savez tous, sans rencontrer dans le monde extérieur des causes multiples de délérioration pour notre organisme très-beau, mais délicat et fragile. A la sortie d'un appartement, où la température était élevée, un oubli, une imprudence, qui nous exposent à un refroidissement subit, peuvent être le point de départ d'une maladie mortelle.

Combien de faits, analogues ou semblables, ne pourrions-nous pas relever dans les actes de la vie journalière ?

Ces considérations sont, sans contredit, du domaine hygiénique, mais elles ne pourraient vous donner qu'une idée étroite de la science. Je n'insiste pas.

Mon ambition, plus noble en son objet, plus digne des esprits éminents auxquels je m'adresse, serait d'allumer dans les âmes la passion de l'hygiène, science très utile et trop négligée. Dès lors il faut : que je vous indique les grandes questions dont elle s'occupe ; que je vous montre, comment elle prend l'homme au berceau, pour ne plus l'abandonner à aucune des périodes de sa vie, ni dans aucune des diverses phases de son existence.

Le mathématicien Deparcieux a dressé des tables de mortalité, qui, pendant longtemps, servirent de base aux nombreuses combinaisons de l'assurance sur la vie.

Les médecins hygiénistes ont mis à profit ce travail. Mais au lieu d'en faire le point de départ d'une mesure de prévoyance et de bien être individuel, ils ont cherché les causes des résultats qu'il contenait, afin de les neutraliser pour l'intérêt général de la patrie et de l'humanité. Ils ont voulu savoir : pourquoi les premières années de la vie étaient les plus chargées en décès ; pourquoi surtout les nouveau-nés.... disparaissaient comme la fleur éphémère chantée par le poëte. Ils ont alors compris, que ces frêles créatures étaient entourées de dangers, contre lesquels il fallait les protéger.

Cette question avait été abordée, et résolue en partie par la réunion des mères chrétiennes, connue sous le nom de Société de Charité Maternelle. C'est sur ce modèle, mais avec une sphère d'action plus étendue, que les médecins hygiénistes ont créé les Sociétés protectrices de l'enfance ;

en même temps, ils ont fait voter la loi Roussel, par le Corps législatif; et ils en poursuivent le complément, en demandant l'abrogation de l'article 55 du Code Napoléon, relatif à la présentation des nouveau-nés à l'officier de l'état civil. Cette formalité, qui expose ces petits êtres à des refroidissements souvent mortels, serait remplacée par la constatation des naissances à domicile, confiée à des médecins inspecteurs, ainsi que cela se pratique dans quelques villes.

La mortalité du premier âge est un peu moindre ; elle diminuera encore si les réformes, indiquées par l'hygiène, sont poursuivies avec persévérance et appliquées avec soin.

Le même esprit humanitaire a guidé nos confrères dans l'examen des rapports des Conseils de révision.

On sait que les médecins consignent, dans ces pièces officielles, les motifs divers qui ont amené les exemptions du service militaire. Or, leur dépouillement mettait en relief certains faits dont il fallait rechercher les causes ; on y voyait : que les maladies du système osseux et les affections scrofuleuses étaient plus communes dans certaines villes ou dans certaines régions ; que partout la myopie était un motif très fréquent d'exonération ; enfin que les difformités corporelles étaient relativement fort nombreuses.

L'hygiène eut bientôt trouvé l'explication : Le travail précoce des enfants dans les fabriques altère leur constitution ; l'humidité des ateliers, dans quelques villes du Nord, engendre la diathèse scrofuleuse ; la myopie est due à l'éclairage vicieux des écoles, et la plupart des difformités corporelles sont provoquées par les défectuosités du mobilier scolaire.

A l'aide de ces données, les médecins hygiénistes ont provoqué et obtenu des modifications aux règlements d'instruction publique. — Une part plus large y est faite aux exercices du corps, qui contribuent au développement des forces physiques, et qu'on négligeait trop jusqu'à ce jour. La lumière sera mieux distribuée dans les classes. — Les bancs anciens, qui étaient tous du même modèle et de même hauteur, malgré la différence de taille des enfants auxquels ils étaient destinés, seront abandonnés et remplacés par d'autres, conçus et exécutés d'après les principes de l'hygiène.

Une loi règle le travail des enfants dans les usines : elle ne permet pas leur admission au dessous d'un minimum d'âge fixé ; elle mentionne les précautions dont ils doivent être entourés ; elle interdit certains travaux.

Ces réformes auront pour conséquence, sans nul doute, de réduire la proportion des non valeurs dans le recrutement de notre armée.

C'est à l'hygiène que l'homme adulte doit la protection la plus efficace contre les dangers des diverses professions qu'il exerce.

Le travail industriel, une des sources de la richesse nationale, est admirable dans son outillage et dans ses produits ; l'homme a conçu et exécuté les machines les plus curieuses ; il a inventé les procédés les plus ingénieux, pour transformer les matières premières. Mais à côté des bienfaits, il y a les dangers : Lorsqu'une chaudière éclate, elle peut tuer ou blesser un grand nombre de personnes ; une courroie peut saisir inopinément un ouvrier, et le jeter sous un engrenage qui l'estropie ou le broie ; les émanations malsaines vicient l'atmosphère d'un grand nombre d'usines, et en rendent le séjour nuisible à la santé.

Si l'industrie était libre, si les établissements n'étaient pas classés, si l'autorité, avant d'en permettre l'installation, ne demandait pas aux conseils d'hygiène de la fixer sur le degré d'insalubrité, et sur la nature des prescriptions à ordonner, pour garantir la vie ou la santé des ouvriers, pour sauvegarder les intérêts des voisins, à coup sûr les accidents seraient plus répétés et les plaintes plus nombreuses.

On comprend qu'il ne sera jamais possible de supprimer complètement les malheurs imputables à l'imprudence ou à l'incurie, ni d'exonérer les individus des sacrifices que l'intérêt général demande.

Mais lorsque par les progrès de l'instruction primaire. rendue plus pratique, on sera parvenu à donner aux travailleurs les notions indispensables de l'hygiène professionnelle, toutes les améliorations seront plus faciles à obtenir, parce que les ouvriers se prêteront sans peine à l'application des mesures hygiéniques, dont ils comprendront l'utilité.

Il faut hâter le plus possible cet heureux résultat.

A la caserne, dans les camps, sur nos vaisseaux, pendant que, défenseur de la patrie, il accomplit le plus admirable des devoirs, l'adulte serait exposé, sans les secours de l'hygiène, à devenir victime du typhus et de la fièvre typhoïde.

En effet, ces deux maladies, qu'engendrent les grandes agglomérations humaines, naîtraient presque fatalement si, par une surveillance attentive, par l'emploi des désinfectants, par une bonne aëration, par un régime approprié, les médecins de notre armée et de notre marine n'arrivaient pas, d'une part, à tuer les germes morbides; et, d'autre part, à augmenter la résistance vitale de nos soldats et de nos marins.

Constatons-le avec bonheur, si l'hygiène militaire et l'hygiène navale n'ont pas fait les progrès que les bons esprits désirent, elles ont, du moins, réalisé d'importantes améliorations, grâce au talent et à la persévérance de nos officiers de santé de terre et de mer.

Ce n'est pas seulement au berceau, à l'école, aux fabriques, à la caserne et sur les navires que l'organisme humain est en présence de causes nuisibles, capables de l'ébranler, de le ruiner, de le détruire. Dans les villes, mille causes infectieuses empoisonnent l'atmosphère, où circulent dans les canaux souterrains destinés à recevoir les immondices de la rue et des maisons d'habitation.

Les logements d'ouvriers, composés d'une seule pièce servant à tous les besoins d'un ménage, constituent, en tout temps, un milieu insalubre, où les enfants s'étiolent par manque d'air respirable. Lorsque la maladie survient, surtout pendant une épidémie, ce milieu se transforme en foyer actif, d'où les miasmes s'échappent pour se répandre sur toute la ville.

Quelle que soit la nature, encore discutée, de l'agent qui les rend pernicieux, ces miasmes sont transportés par l'air, ils circulent dans les égouts.

Telle est du moins la conclusion la plus rationnelle à tirer de l'enquête entreprise pour éclairer la marche et le développement des maladies infectieuses et contagieuses en général, et de la fièvre typhoïde en particulier.

Dans les discussions passionnées, auxquelles cette grave question a donné lieu au sein de nos sociétés savantes, le fait capital a été l'accord de tous pour déclarer que le terrain le mieux préparé à l'évolution des germes infectieux et contagieux, est celui où ne règnent pas les lois de l'hygiène.

Les miasmes ne sont pas arrêtés par le confort et le luxe des habitations opulentes. Ils y pénètrent par la porte, par les fenêtres, par le branchement à l'égout des tuyaux d'évacuation des immondices intérieures.

M. Tollet, ingénieur, qui a étudié avec un soin particulier les conditions de l'aération intérieure de nos maisons et des monuments publics, a démontré que les angles, ainsi que les ornements des plafonds, contribuent avec les meubles et les tentures, à ralentir la circulation de l'air et, par conséquent, à fixer sur divers points les miasmes dont il est chargé. Il en résulte que plus une habitation est somptueuse, plus elle retient les germes morbides qui viennent de dehors ou se développent à l'intérieur.

Ces considérations montrent le rôle important que peuvent jouer les logements insalubres et l'intérêt que nous avons au fonctionnement régulier de la commission de surveillance chargée de les visiter.

L'attention des médecins hygiénistes s'est aussi portée sur les aliments.

Le pain, la viande, le lait, les boissons, presque tous les objets de consommation leur ont fourni des exemples de falsifications parfois dangereuses.

Ils ont trouvé les objets de luxe, tels que pâtisseries, succreries, sirops, additionnés de colorants toxiques.

Les tuyaux de plomb employés à la distribution de l'eau potable, les ustensiles de cuisine, ceux qui sont affectés à la préparation des conserves et à la vente des boissons, lorsqu'ils ne sont pas entretenus avec soin, peuvent donner lieu à des empoisonnements.

En dehors de ces détails déjà intéressants, l'alimentation publique est un fait important de l'économie sociale ; les questions qui s'y rattachent, sont souvent difficiles à résoudre; elles peuvent quelquefois faire naître des complications diplomatiques. Il y a dans quelques circonstances antagonisme entre les besoins de la santé et les intérêts du commerce.

On se souvient qu'à une époque peu éloignée, l'entrée en France des viandes de porc venues d'Amérique fut interdite parce qu'elles étaient trichinées et que leur consommation pouvait donner lieu à une maladie dangereuse.

L'arrêté ministériel avait été pris sur l'avis conforme du comité consultatif d'hygiène et de salubrité publiques de France, qui fonctionne auprès de M. le Ministre du Commerce.

Les importateurs protestèrent contre cette mesure, au nom de leurs intérêts lésés.

Dans la polémique à laquelle cet acte de l'autorité donna lieu, on se demanda si l'Amérique n'y répondrait pas par des représailles.

Au point de vue scientifique, de profondes divergences se manifestèrent.

Aujourd'hui on semble revenir à des idées de tolérance.

Il eût été, peut-être, plus sage de ne pas s'en écarter.

En effet, les mesures de ce genre ne peuvent être réellement efficaces que par l'accord de toutes les nations.

Si les matières prohibées peuvent entrer, en faisant

escale dans les pays où la prohibition n'existe pas, les mesures prohibitives n'aboutissent qu'à favoriser le commerce des voisins.

Dans ces conditions, le danger n'est pas évité et les pertes existent, la tolérance est donc préférable.

J'ajoute qu'on ne devrait pas trop s'émouvoir, si l'administration supérieure revenait, dans une certaine mesure, aux idées de liberté.

Les dangers réels qu'offre l'usage de ces viandes malsaines, peuvent être conjurés par une cuisson très complète et intime de toutes les parties.

L'entente est aussi la barrière la plus sûre que les peuples puissent opposer aux invasions des maladies contagieuses et épidémiques d'origine extérieure.

Cette solution, poursuivie avec ardeur par les médecins hygiénistes, a été définitivement consacrée par l'adoption de règlements sanitaires internationaux.

On connait les ravages que les épidémies ont fait depuis les temps anciens jusqu'à notre époque.

Notre ville qui, pour son commerce, a des relations avec les pays où naissent la peste, la fièvre jaune et le choléra, a eu à souffrir de ces fléaux exotiques plus que beaucoup d'autres.

Il me suffit de rappeler la légende de la peste de 1720, les invasions plus récentes et meurtrières du choléra qui paraissait vouloir nous visiter périodiquement.

Depuis que les nouveaux règlements sanitaires internationaux sont en vigueur, nous avons été, — plusieurs fois, — préservés de la peste, de la fièvre jaune et du choléra qui sévissaient dans les pays avec lesquels nous sommes en relations.

Les premiers résultats obtenus permettent d'espérer que, par la persévérance, et avec le temps, on pourra confiner ces fléaux exotiques dans les régions où ils naissent, car déjà on a pu, à l'aide des mesures hygiéniques adoptées, modifier l'intensité de leur principe actif, empêcher la diffusion, et par conséquent diminuer les chances d'importation.

C'est un des plus grands bienfaits de l'hygiène.

Le Conseil sanitaire de notre ville avait toujours soutenu, sur le mode d'importation des fléaux exotiques, la doctrine qui a inspiré les règlements sanitaires modernes.

Le docteur Bertulus, votre regretté confrère, et mon ancien collègue à l'école de médecine, l'avait défendue avec vigueur pendant la lutte retentissante de la question quarantenaire.

Il nous revient donc une part glorieuse dans l'adoption de cet instrument de préservation.

Les travaux de M. Pasteur sur les virus, les études modernes sur les maladies parasitaires, la découverte des microbes, les controverses auxquelles les idées nouvelles ont donné lieu dans les sociétés savantes, et au sein du congrès d'hygiène de Genève, marquent une étape nouvelle dans la marche de la science hygiénique. Les opinions anciennes doivent être modifiées ou abandonnées.

Mais, il n'en reste pas moins acquis que le progrès a été préparé par d'infatigables pionniers, adeptes fervents de l'hygiène. C'est donc à celle-ci que revient l'honneur d'avoir agrandi la liste des maladies évitables, suivant l'expression du professeur Arnoult de la faculté de Lille.

Je ne puis parler des progrès accomplis en hygiène, sans rendre hommage à la mémoire du docteur Gibert, le travailleur modeste, plusieurs fois couronné par les sociétés savantes, qui a créé, dans notre ville, le bureau municipal de démographie. Cette institution, dont les services ne sauraient être contestés, se développe tous les jours sous la direction active de M. Albenois, un de nos jeunes confrères. Elle publie un Bulletin mensuel qui contient : Le mouvement de la population, la marche des variations atmosphériques, les maladies régnantes à Marseille ou en France, et l'état sanitaire des divers points du globe avec lesquels notre ville a des rapports commerciaux.

Les considérations, qui ont été développées jusqu'ici, nous montrant l'hygiène dans ses applications générales, on pourrait être tenté de croire qu'à l'autorité seule revient le soin d'en propager les doctrines.

Afin d'éviter une pareille conclusion, qui serait funeste, et pour compléter ma tâche, je vais aborder un ordre de faits ou l'intérêt personnel sera plus facile à apprécier.

Il est indispensable que nos rues soient éclairées pendant la nuit. C'est le gaz qui est employé à cet usage. Ce moyen d'éclairage a été aussi adopté pour les besoins domestiques. Je ne veux pas contester les services qu'il rend, mais il offre des dangers qu'il faut savoir reconnaître, sous le rapport de l'hygiène de la vue et par les viciations qu'il apporte à l'atmosphère ambiante.

M. le docteur Layet, de Bordeaux, a démontré que l'oxyde de carbone est l'agent de ces viciations; et, comme il ne joue aucun rôle dans la puissance éclairante du gaz, notre confrère a recherché et trouvé le moyen de débarrasser celui-ci de cet élément toxique.

L'infection du sol des villes par infiltrations souterraines du gaz offre plusieurs inconvénients graves : la destruction des promenades publiques par l'action délétère sur les racines des arbres, l'altération des eaux des puits, l'incommodité et même les dangers, par les exhalaisons qui s'échappent des larges tranchées, lorsque, pour les besoins du service, on en pratique dans nos rues.

Préoccupés de ces inconvénients et de ces dangers, les hygiénistes ont fait une étude comparative de l'éclairage par le gaz et de l'éclairage par l'électricité. Celui-ci paraît jouir d'une parfaite innocuité sur la vue ; il n'altère pas la composition de l'air. Mais il a encore besoin d'être réglé et régularisé. Nos descendants auront peut-être le bénéfice de cette précieuse conquête de la science.

Mais jusqu'au moment où on pourra opérer cette transformation de l'éclairage public et privé, notre intérêt personnel exige, autant que l'intérêt public, une installation soignée de la part de l'administration industrielle, et une surveillance active de la part de l'autorité municipale.

L'isolement dans les hôpitaux des sujets atteints de maladies contagieuses; l'affectation au transport de ces malades d'une voiture spéciale et sa désinfection après chaque voyage; les mesures prises pour prescrire et exécuter l'information officielle; celles ordonnées pour assurer la propagation de la vaccine et des revaccinations; la vaccination, en certains cas, tant pour les maladies contagieuses de l'homme que pour celles des animaux; l'usage plus répandu des désinfectants; les règlements, qui en ordonnent l'emploi dans les cas déterminés, constituent un ensemble de mesures hygiéniques, visant l'intérêt individuel plus souvent que l'intérêt général.

Les personnes, qui quittent notre pays pour aller habiter les colonies où les appelent leurs affaires, veulent ordinairement, avant de partir, être renseignées sur les vêtements appropriés à ces régions, sur l'alimentation la plus convenable, sur les boissons dont il faut s'abstenir, sur les précautions capables de les prémunir contre les maladies régnantes.

Une bonne instruction en hygiène permet aux médecins consultés de donner une réponse utile.

Les exemples ne manquent pas pour démontrer qu'on ne peut sans inconvénient enfreindre par mépris ou par oubli les règles de l'hygiène.

Pendant l'été, nous voyons les baigneurs se presser sur notre plage. On va prendre un bain de mer comme on se rend à un agréable passe-temps. Il est on ne peut plus difficile aux médecins, de faire admettre par le public que ce plaisir, hygiénique s'il est pris avec mesure, peut, dans certaines circonstances, offrir des dangers, même lorsqu'il est combiné avec l'exercice de la natation.

Or, ces dangers sont réels. Voici un exemple qui le prouve :

Un jeune homme d'une constitution délicate, d'un tempérament lymphatique, se trouvait profondément anémié par une croissance rapide. Je lui conseillai, pour relever ses forces, de faire une saison de bains de mer. Mais n'étant pas complètement sûr de l'intégrité de ses organes respiratoires, je lui recommandai de ne jamais rester plus de cinq minutes dans l'eau, afin d'obtenir, à la sortie, une réaction salutaire.

Cette prescription scrupuleusement observée eût un plein succès.

L'année suivante, ce jeune homme crut pouvoir faire une seconde saison sans me consulter, et, s'oubliant dans les douceurs de la natation, il prolongea trop son séjour dans l'eau à chaque bain.

Un mois après la fin de la saison, un violent crachement de sang marqua le début d'une phthisie, rapidement mortelle.

Les cosmétiques, qui sont d'un usage plus généralisé que les bains de mer, offrent de nombreux inconvénients.

On a cité des cas d'empoisonnement à la suite de leur emploi.

Sans avoir des conséquences toujours aussi funestes, leur application peut être cause de nombreux désagréments.

J'ai recueilli de la bouche d'un de nos anciens l'anecdote suivante :

Une personne, qui avait l'habitude de se peindre, gagna à cette pratique une maladie de la peau du visage, pour laquelle l'intervention du docteur devint nécessaire. Celui-ci, trouvant sans difficulté la cause du mal, dit à sa coquette cliente : « Renoncez à la peinture, c'est le seul moyen d'arriver à une guérison certaine. »

Docteur, répliqua la cliente, ce sacrifice est au dessus de mon courage. L'amour de cet art a trop d'empire sur moi.

Il en est souvent ainsi lorsque l'hygiène et la coquetterie sont en concurrence.

L'historique du corset en fournit la démonstration :

Cet objet de toilette, d'après les règles de l'hygiène, doit représenter une ceinture souple, apte à soutenir, sans presser, les parties sur lesquelles on l'applique.

C'est, dit-on, Catherine de Médicis, qui introduisit en France, la mode d'étreindre la poitrine et les reins, avec un corps de baleine, que l'on nomma plus tard un corps de fer. Depuis on a varié la matière employée à sa confection; on a changé la forme; on a augmenté ou diminué la hauteur; on a modifié les proportions; parfois il a été souple; on a aujourd'hui de la tendance à lui redonner la rigidité des corps de fer.

Winslow, Sœmmering et bien d'autres médecins illustres en ont critiqué l'emploi, avec des arguments puisés dans l'étude de l'organisation. Les philosophes l'ont poursuivi de leurs attaques. Joseph II en proscrivit l'usage par un édit sévère. Néanmoins il subsiste dans la toilette des femmes et la mode continue à lui dicter ses conditions.

Pourtant l'hygiène a démontré qu'un corset confectionné, d'après les exigences de la coquetterie, et surtout trop serré, trouble le développement naturel des parties extérieures et des organes intérieurs; modifie désavantageusement les formes, gêne le jeu régulier des trois fonctions importantes: la circulation, la respiration, la digestion.

Beaucoup d'autres parties des vêtements pourraient fournir matière à d'utiles réflexions, mais je dépasserais alors les bornes que j'ai dû m'imposer. Aussi je m'arrête, — malgré l'intérêt qu'il y aurait à mettre en relief toute la dangereuse influence de la mode sur la santé de la femme.

L'homme est en général moins esclave de la mode. Ce sont plutôt les habitudes antihygéniques qui dominent chez lui :

L'abus du tabac, l'usage immodéré des boisons alcooliques, le travail de cabinet trop prolongé ou mal réparti l'irrégularité dans les heures des repas, l'ingestion précipitée d'aliments mal triturés, l'effervescence de l'ambition, l'esclavage qu'engendre le succès forment, dans sa vie, un ensemble de circonstances auxquelles il faut rapporter l'usure précoce des individus.

Dans l'appréciation de ces causes individuelles il ne faut pas se laisser tromper par les apparences d'une amélioration de l'ensemble. C'est au progrès de l'hygiène publique qu'il faut attribuer le relèvement du chiffre de la durée moyenne de la vie. L'amélioration serait, sans contredit, plus considérable, si l'hygiène individuelle était mieux observée.

Je termine, Messieurs, par quelques considérations sociales.

Un homme d'état éminent a dit, que le peuple le plus fort est celui qui jouit des institutions hygiéniques les plus parfaites.

Deux écoles, ayant en économie sociale des principes opposés, ont prétendu régler les conditions de la force et de la prospérité des nations.

Un peuple, disent certains économistes, vaut par la qualité des individus, par la richesse du sol, par le grand développement de la fortune publique et privée, et non par le grand nombre des individus qui le composent.

La puissance et la richesse d'une nation, répondent les adversaires, sont proportionnelles au chiffre de sa population.

M. Ch. Richet adopte cette dernière opinion, que je crois vraie. Il a publié, dans la *Revue des Deux Mondes*, un remarquable mémoire sur l'accroissement de la population en France.

D'après les résultats auxquels il est arrivé, la population française ne s'accroît que dans des proportions très faibles : or, la France, croissant en hommes moins vite que l'Angleterre, que l'Allemagne, que la Russie, que les États-Unis, tend à devenir une puissance de second ordre. Il voit là un péril social ; c'est, dit-il, le péril national tout entier.

M. Richet a demandé les preuves de cette conclusion à l'hygiène. Il a consulté les tableaux de la natalité et de la mortalité en France. Il les a comparés à ceux des autres nations en Europe.

Après cette comparaison, il a pu dire avec une conviction justifiée :

« Les chiffres ont leur éloquence : ils nous révèlent

« l'avenir par la connaissance du passé ; ils nous indiquent « avec une incomparable précision si un pays grandit ou « décroît. »

Je suis sûr de ne rencontrer ici que des cœurs profondément français. Nous désirons tous voir notre chère France grande et prospère ; nous ne voulons pas sa déchéance.

Je fais donc appel à votre patriotisme.

Une science, qui nous permet d'établir l'état économique exact et vrai de la patrie, de prévoir ses destinées futures, de les améliorer, doit avoir toute notre affection.

Ne craignons pas de le dire :

Malgré les efforts de l'initiative privée et le concours officiel, l'élan que l'hygiène a pris dans ces dernières années, quoique réel et important, n'est pas encore celui qu'elle mérite. Il faut la faire entrer de plus en plus dans les programmes de l'enseignement à tous les degrés.

Il ne faut pas confondre le rôle conservateur de l'hygiène, avec l'influence des mœurs, dans la question du développement des peuples. Je ne pouvais aujourd'hui m'occuper de la part très importante qui revient aux mœurs. Mais je constate avec satisfaction que, malgré des divergences qui les séparent, ces deux points de vue ont une corrélation, bien saisie et surtout magnifiquement exprimée par le Dr Avilès, de Madrid, au dernier banquet de la Société Française d'hygiène à Paris.

« L'hygiène, a dit notre honorable confrère, est, sans « conteste, le résumé le plus harmonique de la civilisation. « Elle est née dans l'esprit de l'homme, dès le moment où « les idées d'amélioration morale et matérielle ont surgi « dans sa pensée. »

J'espère, Messieurs, vous avoir donné, dans ces quelques pages, une idée suffisante, quoique très incomplète, de l'importance et du vrai rôle de l'hygiène, dans la vie des individus comme dans celle des peuples.

En effet, si, d'une part, j'ai montré comment des ouvriers, instruits sur l'hygiène professionnelle peuvent améliorer les conditions matérielles de leur existence, en diminuant l'insalubrité et les dangers des industries qui les emploient.

Je crois, d'autre part, avoir établi, d'une manière assez évidente, combien il nous importe que ceux auxquels appartient la gestion de la chose publique soient aptes par eux-mêmes, ou en suivant les avis d'hommes compétents, à développer les institutions hygiéniques avec lesquelles on peut :

Conserver à la nation le plus grand nombre des enfants qui naissent ;

Les transformer en une génération forte et vigoureuse, bonne pour le travail et pour la résistance ;

Préserver les habitations des causes d'insalubrité et de maladies ;

Assurer une alimentation publique saine et abondante ;

Eloigner du sol de la patrie les fléaux exotiques, dont les invasions jettent, dans les relations commerciales, des perturbations plus ruineuses que les conséquences des mesures de préservation ;

Et, par conséquent, contribuer, dans la plus large mesure, au bien être particulier, en assurant la prospérité et la grandeur de notre chère Patrie.

Je vous devais, Messieurs, une harangue académique ; je ne vous ai apporté qu'une consultation, peut-être trop longue ; je vous remercie de l'avoir écoutée avec bienveillance.

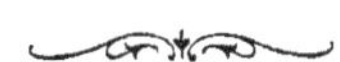

RÉPONSE DE M. ALBERT VERGER,

PRÉSIDENT,

AU DISCOURS DE RÉCEPTION DE M. LE Dr RAMPAL.

Monsieur,

Fidèle à ses institutions, notre Académie ouvre tour à tour ses portes au savant, à l'artiste, au littérateur et quelquefois à l'homme du monde qui, pour ne tenir qu'accidentellement la plume ou le crayon, n'en a pas moins une réelle valeur.

Cette variété d'aptitudes, cette diversité de talents n'est pas un des moindres attraits de nos réunions. Elles nous permettent de parcourir sans efforts le cercle des connaissances humaines, d'entendre discourir de médecine et d'astronomie, de philosophie et d'histoire, de discuter des choses de l'art et de la littérature, d'ouïr de gracieuses poésies et d'assister à des joûtes, toujours courtoises, à propos d'un théorème de géométrie ou de quelque vieille monnaie.

Quelle satisfaction pour les esprits délicats ! quelle distraction plus séduisante pour celui qui demande à l'étude le noble emploi de ses loisirs !

Si je me plais à vous présenter ce tableau, c'est que je sais que vous ne pouvez manquer d'y être sensible, étant de ceux pour qui il doit avoir des charmes.

Me permettrez-vous d'ajouter : parce que ce salutaire exercice fait partie de l'hygiène.

Vous venez d'en raisonner, Monsieur, avec l'autorité qui appartient à une longue pratique de votre art, et nous vous avons suivi avec l'intérêt que mérite un tel sujet traité par une plume aussi compétente.

L'hygiène du corps est en effet, un des premiers besoins de notre faible nature, qui, depuis le premier instant de la naissance, jusqu'à l'extrême souffle de la vie, doit se défendre contre mille ennemis acharnés à sa perte. Lutte journalière et persistante, dans laquelle toujours le mal triomphe et a le dernier mot.

Un homme connu par ses longs démêlés avec la science officielle a écrit que l'hygiène préservait de la médecine. Irait-elle jusqu'à supprimer toutes les maladies? Ce serait bien osé de le prétendre et ce résultat ne semble pas prêt d'être atteint.

La maladie est la loi de l'espèce humaine comme de toutes les autres et plus encore peut-être. Il faut l'accepter comme un mal nécessaire et bénir ceux qui, par leur sages conseils, leurs précieux avertissements, une expérience fondée sur de consciencieuses études et des observations pratiques peuvent, dans une certaine mesure, l'atténuer et surtout le prévenir.

C'est l'œuvre du médecin hygiéniste et elle serait incomplète s'il ne s'attachait qu'à la partie matérielle de notre être.

L'esprit, l'intelligence, l'âme enfin réclament aussi les soins de docteur.

Les remèdes n'en sont pas inscrits au Codex ; point d'ordonnances suivant la formule pour les prescrire, point de pharmaciens pour les préparer ; mais si on ne les trouve pas dans les livres de l'école, on les rencontre ailleurs et sous des formes diverses.

L'ami qui vous encourage et vous soutient, le maître qui vous guide, l'épouse qui vous entoure de ses soins dévoués, l'enfant adoré qui vous enlace de ses bras en murmurant à l'oreille de douces paroles sont autant de médecins et des meilleurs.

Et ne le portons-nous pas aussi en nous mêmes lorsque, nous oscultant, nous étudiant, nous savons entendre sa voix ? Elle nous apprend à réagir contre les entraînements de la passion, les défaillances de la nature ou les erreurs de l'imagination ; elle nous soulage et nous fortifie.

Pour assurer le triomphe de ce conseiller intime, où trouver un meilleur appui que dans la lecture des philosophes et des penseurs, dans la contemplation des grandes vérités divines et humaines, dans l'échange des idées et des opinions d'où jaillit la lumière ?

De cet ingénieux concert naissent une distraction intelligente, un utile délassement, un lien d'aimable confraternité.

Ne pensez-vous pas avec moi, Monsieur, que l'hygiène n'a rien à y perdre ?

Philosophe comme le deviennent tous les médecins qui ont lontemps vécu de la vie des malades, veillé à leur chevet, compati à leurs douleurs et raffermi leur courage, vous savez quel en est le côté utile et l'influence féconde.

En rappelant ici tous les services que vous avez rendus dans votre laborieuse carrière médicale, votre culte pour la science, votre dévouement à vos malades, je n'apprendrai rien à personne, mais, dussé-je blesser votre modestie, j'ai à cœur de proclamer hautement ce qu'a toujours été l'homme et le savant.

L'homme d'abord !. Il n'est point aussi indifférent qu'on peut le croire à son admission dans une compagnie comme la nôtre. C'est par là d'abord qu'on envisage le candidat ; on s'applaudit de trouver en lui l'affabilité du caractère, l'aménité des relations, la noblesse des sentiments et les générosités du cœur.

Nous n'avons eu aucun effort à faire pour que cette satisfaction fut complète, et notre recherche n'a pas été longue.

Le savant! Dès longtemps sa réputation était acquise et je n'en veux pour preuve que la confiance qu'il a su inspirer à une clientèle nombreuse et choisie.

Vous avez été formé, Monsieur, à cette excellente école des chefs internes des hôpitaux, pépinière de l'élite de nos Docteurs. On y entre par le concours et l'on en sort praticien expérimenté et complet.

A la pratique de votre art, vous avez su joindre tous les talents d'exposition de la théorie. Depuis vingt-cinq ans, du haut de votre chaire d'anatomie, vous instruisez la jeune génération dans cette importante branche de la science médicale. Vous décrivez clairement la structure du corps humain, le fonctionnement de tous les organes, leur configuration et leurs relations réciproques.

Les échos de l'École de Médecine nous ont appris avec quel intérêt vos nombreux élèves se pressent à vos leçons, quel fruit ils en retirent et quel souvenir reconnaissant ils en conservent.

Pendant une longue période, la justice a fait appel à votre expérience et à votre dévouement. Dans les délicates questions de médecine légale, votre compétence spéciale, votre puissante dialectique, la clarté de vos déductions et la netteté de vos conclusions ont toujours été justement appréciées par la magistrature et le barreau.

Je puis en rendre témoignage moi qui ai si souvent assisté à ces savants tournois. Aussi, plus que personne, ai-je regretté une décision volontaire qui nous a, en partie, privés d'un si utile et si désintéressé concours.

La médecine légale est une science dont l'importance et les difficultés ne sauraient être contestées. Elle touche à des matières tellement variées, tellement complexes, qu'il faut pour les résoudre, une vaste somme de connaissances acquises, un grand fond d'expérience, de jugement, et, surtout, de mesure.

Le médecin-légiste n'est pas, comme le docteur traitant, en présence d'un simple client, j'allais dire d'un patient, incapable de contredire et de discuter ses arrêts et les acceptant comme des oracles.

Lorsque, dans le silence du cabinet, il a étudié consciencieusement son sujet, consigné ses observations et mûri sa décision, alors commence la partie la plus délicate de son mandat. Le voilà à l'audience, en présence d'un juré ombrageux. des avocats retors, — et Dieu sait s'ils le sont! — d'un ministère public convaincu mais pressant et d'honorables confrères expérimentés aussi, mais dont l'avis est souvent tout opposé.

Il faut alors répondre à toutes les interpellations, sans passion, sans parti-pris; soulever tous les voiles; défendre ses théories, et enlever, de haute lutte, une conviction d'où va dépendre le sort de l'accusé.

Quel rôle et quelle responsabilité! car il ne s'agit pas seulement de la guérison plus ou moins assurée d'une maladie, ou même de la point guérir; l'objectif est autrement sérieux: c'est la liberté, c'est l'honneur, quelquefois c'est la vie!

Rappellerai-je, Monsieur, les services que vous avez rendus comme membre et vice-président du Conseil d'hygiène? Ils sont écrits et perpétués dans les quelques volumes des travaux de cet utile Conseil que vous avez publiés et que l'on consulte toujours avec fruit!

Ils vous ont valu d'honorables récompenses comme déjà votre brillant enseignement avait été couronné des palmes d'officier d'Académie.

A tant de travaux, de dévouement et de science, une autre distinction était due, et que de fois elle a été réclamée pour vous!

Ceux qui vous connaissent, vous apprécient et vous aiment applaudiront de tout cœur à cette trop tardive justice lorsqu'elle vous sera rendue.

Que dirai-je après vous de l'homme distingué dont vous venez occuper le fauteuil? Notre barreau, dont il fut l'un des plus vigoureux athlètes, la tribune politique où il faisait entendre sa voix sage et autorisée, l'Académie dont il était un des membres assidus et dévoués, témoignent de ses mérites divers. C'est un orateur et un lettré qui rappelle le *vir bonus* du poëte latin.

En s'éloignant de notre ville, il nous a privé en partie d'un collègue aimable et dévoué. Au nom de notre Compagnie, je lui adresse ici l'expression de nos plus vifs et plus sympathiques regrets.

www.ingramcontent.com/pod-product-compliance
Ingram Content Group UK Ltd.
Pitfield, Milton Keynes, MK11 3LW, UK
UKHW020228180726
13838UKWH00005B/2252